MOR...

ou

Néoplasie nasale avec tuberculisation miliaire

non morveuse

PARIS

IMPRIMERIE V^{es} RENOU, MAULDE ET COCK

RUE DE RIVOLI, 144

1879

MORVE

OU

Néoplasie nasale avec tuberculisation miliaire non morveuse

———◇———

LA MORVE APPARENTE OU LATENTE

CONSIDÉRÉE

COMME VICE RÉDHIBITOIRE (1)

Par M. MITAUT

M. Mitaut. — Messieurs, à votre séance du 25 avril dernier, M. Trasbot a sommairement exposé les symptômes recueillis sur un cas clinique fort intéressant, et il vous a présenté en même temps des pièces anatomiques qui doivent être étudiées au microscope. Quelques renseignements sur la maladie et sur le sujet affecté vous ont été donnés ensuite par M. Bouley dans une courte allocution qui commençait à peu près ainsi : « En voulant se montrer équitable on s'expose « à commettre des injustices. » Si ce ne sont pas les mêmes termes, c'est au moins l'idée exprimée par les paroles que je n'ai pas toutes bien entendues, car elles étaient dites à voix basse.

Aujourd'hui, Messieurs, j'aurai l'honneur de soumettre à votre appréciation quelques remarques sur la question de jurisprudence qui se trouve tout naturellement soulevée par la réflexion qui précède.

Le cheval qui va faire l'objet de la discussion se trouvait dans une commune voisine de Senlis, où le 6ᵉ de cuirassiers tient garnison depuis assez longtemps. Les officiers du régiment reçus au château de *** s'y rendaient à cheval et mettaient leur monture à l'écurie des chevaux du propriétaire. La morve sévissait alors sur le régiment désigné ; on le savait par le grand nombre des chevaux abattus.

Le vétérinaire des environs appelé le premier auprès du sujet affecté, très-inquiet des symptômes qu'il eut à constater, frappé surtout du rapprochement, qui s'opérait de lui-même dans son esprit, entre l'apparition de la maladie et l'introduction des chevaux de cuirassiers dans l'écurie du château, décida le propriétaire à envoyer son animal à Paris pour y être visité par M. Bouley.

La physionomie générale du malade, selon ce qui nous a été rapporté, n'était pas très-rassurante. Il y avait hémorrhagie nasale, épaississement considérable de la pituitaire avec ulcération sur une assez grande étendue ; et, chose singulière, les ganglions de l'auge n'étaient pas encore engorgés.

Après une visite assez difficile, qui exigeait même une certaine prudence de la part de l'examinateur, celui-ci jugea à propos de faire conduire à

---

(1) Société centrale de médecine vétérinaire, séance du 23 mai 1878.

l'École d'Alfort le cheval duquel il avait mal auguré, le regardant alors comme douteux tout au moins, bien que ce mot n'ait été prononcé par personne.

Si j'ai bien compris son prélude, M. Bouley, nommé expert en pareil cas, aurait très-probablement conclu à la rédhibition après visite de l'animal vivant, tandis que, après avoir assisté à l'autopsie, il se serait, au contraire, prononcé contre l'existence du vice rédhibitoire.

L'aveu indirect d'une aussi grande méprise doit évidemment coûter beaucoup à celui qui aurait eu à se la reprocher. Mais il vaut évidemment mieux laisser deviner ses erreurs que d'exposer les autres à commettre les mêmes à leur tour, en acceptant comme mince compensation le plaisir qu'on éprouve toujours à annoncer une nouvelle découverte.

C'est le second cas de morve simulée qui s'est offert à l'ancien professeur de clinique de l'École d'Alfort. Le premier, pour lequel M. Bouley aurait pu avoir les petits remords de conscience que donne une exécution imméritée, avait laissé voir à l'autopsie des désordres morbides mal déterminés, se rapprochant de ceux de la phthisie ou d'une manifestation analogue.

Lors de l'entrée aux hôpitaux de l'École, le malade laissait encore voir du côté des cavités nasales les symptômes ci-dessus relatés et de plus à la pituitaire un manque de cohésion des plus remarquables. Une glande survint au bout de peu de temps, puis un cornage très-fort avec respiration difficile et menace d'asphyxie après un exercice au trot, de courte durée.

Tous ces caractères morbides, promptement saisis et interprétés, firent penser au chef de la clinique qu'il n'avait point ici affaire à un cas de morve, et son opinion se confirma plus tard à l'autopsie. Il était alors beaucoup plus facile de mesurer l'épaississement considérable de la pituitaire, d'en apprécier les modifications superficielles et profondes, de voir à l'œil nu dans l'appareil respiratoire les altérations les moins accentuées.

Sur le cadavre, il y avait encore d'autres désordres : la déformation du larynx, l'hypertrophie considérable et l'induration des ganglions lymphatiques de la poitrine, la présence aux poumons de granulations jaunâtres très-nombreuses, disséminées dans l'organe, tout à fait pareilles à celles qui avaient été remarquées sur la pituitaire et dans l'épaisseur de la muqueuse trachéale.

Mais ces derniers produits morbides, à ce qu'on nous assure, ne seraient que de faux tubercules qui, au lieu d'avoir suivi la bonne direction et pris leur siége dans le tissu vésiculaire lui-même, se sont tous, sans exception, égarés ou casés hors de lui dans le tissu cellulaire interlobulaire.

Un des graves désordres de la morve ou l'un des caractères les plus remarquables de la manifestation de cette maladie se trouvait bien encore aux ganglions bronchiques ; mais ces derniers, quoique très-volumineux et indurés de l'un des côtés, ne contenaient à l'intérieur que des granulations agglomérées d'une autre nature que celle de la morve, les ganglions de l'auge en étaient complétement exempts.

Pour pouvoir faire une appréciation exacte du cas morbide en question, se trouver suffisamment éclairé, tout à fait en mesure d'exprimer un avis dans le sens opposé à la manière dont M. Bouley envisage à présent les choses, il nous faudrait savoir :

La durée totale de la maladie, son mode d'évolution et les modifications successives qui se sont opérées dans l'état général du sujet affecté ;

Le temps du séjour à l'infirmerie chez le propriétaire ;

L'opinion formulée par le vétérinaire traitant ;

L'appréciation de M. Bouley nettement exprimée, au moment de la visite qui précéda l'envoi du malade à l'École d'Alfort ;

La durée du séjour aux hôpitaux (ce renseignement a été fourni);

Les moyens de traitement mis en usage :

Le motif d'entrée écrit par l'élève de service au registre d'inscription des pensionnaires ;

L'écurie dans laquelle le malade a été placé en arrivant ;

La cause de la mort ou de l'abatage ;

Enfin, le dernier avis donné au propriétaire sur l'issue de la maladie de son cheval.

Muni de ces divers renseignements sur le fait et sur les circonstances dont il a été entouré, je n'hésiterais pas à me prononcer et à dire que le cheval dont il s'agit a été considéré, à juste titre, comme très-fortement douteux de morve, que les précautions prises ou à prendre contre la contagion étaient tout à fait rationnelles, et que l'expert qui, en cas de vente, n'eût pas conclu à la rédhibition d'un animal affecté de la sorte, aurait certainement commis une erreur et en même temps une faute des plus graves.

Je dis qu'il aurait commis une erreur parce que la morve, dont la nature intime est encore un mystère, se montre sous tant de formes, avec des lésions si variées par le nombre, par le siége, par l'étendue et par le mode d'évolution, que les signes auxquels il est véritablement permis de la reconnaître doivent surtout se tirer de la gravité des cas morbides soumis à notre examen.

D'abord, n'avons-nous pas ici un mal incurable se traduisant sur la membrane nasale par une modification de tissu des mieux accentuées? La lésion ne consiste-t-elle pas aussi en une large surface ulcérée avec épaississement et friabilité de la pituitaire? N'y a-t-il pas encore les désordres persistants trouvés dans l'épaisseur de la membrane muqueuse des voies respiratoires, aux cavités nasales, au larynx, dans la trachée, dans les poumons, ainsi que dans les ganglions lymphatiques?

Admettons que les sinus et les cornets (cela n'est pas rare sur les chevaux morveux) n'aient absolument rien présenté d'anormal. Les principales conditions de la maladie ou du vice rédhibitoire, s'il manque quelque chose à la signification des symptômes, n'en sont pas moins bien remplies : incurabilité du sujet affecté et dépréciation complète, dangers ou craintes pour les chevaux voisins (puisque l'observateur était inquiet pour lui-même), impossibilité d'emploi sur la voie publique, enfin, acquisition qui n'eût certainement pas été faite, si l'acquéreur avait pu soupçonner l'existence du mal.

La faute grave que l'expert aurait commise, selon nous, en condamnant ou en faisant condamner l'acquéreur à garder un pareil cheval, est si évidente qu'il nous semble que tout le monde devrait en être frappé.

M. Bouley, à l'autopsie, après avoir pu suivre le malade, étudier son affection pendant un certain temps, déclare tacitement que les lésions trouvées sur le cadavre ne sont pas celles que doit présenter un cheval réellement morveux. Voyons sur quoi le changement d'opinion peut être fondé.

La pituitaire, ainsi que nous l'avons dit, se trouvait très-fortement épaissie, ulcérée, tout à fait dépourvue de consistance, avec un léger jetage sanguinolent, sortant tantôt d'un côté, tantôt de l'autre. Il y avait même des hémorrhagies assez fortes, surtout après la promenade.

Je demande aux vétérinaires un peu exercés s'il en est un seul qui n'ait pas rencontré dans les cavités nasales et dans la poitrine de chevaux véritablement morveux des désordres du genre de ceux-ci et d'un caractère tel qu'il lui eût été impossible de déterminer la lésion de la membrane muqueuse et même du poumon, de reconnaître seulement le tissu altéré, bien loin de pouvoir se prononcer sur la nature de la maladie elle-même, sans avoir vu les symptômes ni suivi la progression du mal.

L'épaississement plus ou moins considérable de la membrane des sinus, signe le plus expressif de son altération morbide, presque sans collection purulente à l'intérieur de la cavité, avec ou à peu près sans glande dans l'auge, trouvé seul à l'autopsie, a fait bien des fois résilier la vente d'animaux ainsi affectés.

Hier encore, un ou deux tubercules vrais, rencontrés dans les poumons, suffisaient à M. Bouley pour justifier l'abatage d'un animal suspect, pour en annuler la vente et pour éloigner de la consommation un cheval destiné à la boucherie.

Des chevaux de réforme ont été par le même écartés du marché de Versailles pour cause de suspicion résultant surtout de leur mauvais état. Par suite de cette exclusion ou de ce jugement, les refusés ont été abattus, et selon les rapports qui m'ont été faits, pas un n'a présenté dans les voies respiratoires la moindre des lésions signalées.

Comment se fait-il donc à présent que le cheval venu des environs de Senlis avec une pituitaire hypertrophiée, ulcérée ou cicatrisée, et des poumoins farcis de granulations tuberculeuses ou non tuberculeuses, mais avec induration et tubercules aux ganglions lymphatiques de la poitrine, aujourd'hui se trouve déclassé parmi les chevaux plus ou moins morveux.

En ce moment, je l'avoue en toute sincérité, il me semble bien difficile de voir et de dire si c'est l'équité, la justice ou seulement la raison qui domine dans des appréciations contradictoires aussi complétement opposées.

On nous objecte, à la vérité, que les granulations à forme tuberculeuse signalées se trouvent toutes en dehors du tissu vésiculaire et que cette situation exceptionnelle, tout à fait extraordinaire, entraîne le grand changement survenu dans la manière de voir des pathologistes.

Cette distinction semblerait faite pour les besoins de la cause ou puisée par les observateurs dans leur propre fond.

Cependant, il importe de le faire remarquer, au cas de phthisie tuberculeuse du bœuf, les tubercules plus ou moins nombreux et de volume variable se logent, comme cela se trouve, un peu partout, dans les tissus pulmonaire, cellulaire, séreux, ganglionnaire, musculaire même, sans que cette grande diversité des lieux de dépôt ait jamais fait changer le nom que la maladie porte, ni modifié en quoi que ce soit l'opinion exprimée sur sa nature.

Qu'on nous explique alors pourquoi, selon sa forme, son volume ou son siége, la granulation grisâtre, remarquée ici par le même observateur, doit être prise tantôt comme un des caractères de morve les plus significatifs, et tantôt devenir l'expression symptomatique d'un cas morbide de nature tout à fait différente.

Mais à supposer encore qu'il puisse en être ainsi aux poumons, cela ne saurait plus guère être admis ici pour la trachée dans le cas présent, ni pour les cavités nasales, puisque là les altérations tuberculeuses de morve se trouvent souvent à la fois sous l'épithélium de la pituitaire, dans l'épaisseur de la membrane et même au-dessous d'elle.

On vous dira peut-être qu'il nous manque le tact et le jugement, la hauteur de vue et l'esprit de suite qui sont ici nécessaires; que nous n'avons ni la tendance progressive, ni la nouvelle science indispensable à l'appréciation sûre du cas morbide à approfondir. Mais, en vérité, suffit-il de formuler de pareils reproches pour qu'ils se trouvent aussitôt fondés aux yeux de vrais praticiens, pour donner une apparence de solidité aux considérations si fragiles, si peu sûres, que nos adversaires ont prises pour appui et qu'ils proposent aux experts pour bases?

Si le cheval dont il s'agit n'était pas morveux, c'est assurément le cas ou jamais de demander qu'on spécifie bien le genre d'altération dont il se trouvait affecté. Tout le monde a le plus grand désir d'apprendre le nouveau nom de la maladie à laquelle appartiennent les lésions spéciales qui ont été ou seront scientifiquement étudiées.

Quant à l'absence de granulations vraiment tuberculeuses à l'intérieur des ganglions lymphatiques hypertrophiés et durs, cela n'exclut pas du tout l'idée d'existence de la morve, car, sur des animaux réellement morveux et depuis fort longtemps, ce produit morbide ne se trouve pas toujours dans la glande la plus indurée.

M. Trasbot, en faveur de l'idée scientifique nouvelle, a encore argué du résultat négatif de l'inoculation de la matière morbide prise sur le sujet lui-même, et insinuée à je ne sais plus quelle partie du corps. Ni la morve, ni le farcin, dit-il, n'en sont résultés, mais il a poussé quelque chose au point d'insertion.

On aurait pu, à notre avis, se presser moins d'abattre, attendre un peu, laisser au nouveau produit le temps de grandir et d'arriver à maturité pour rendre l'appréciation du fait à la fois plus facile et plus exacte par l'examen minutieux de la graine bien formée.

Mais il eût encore mieux valu, sans doute, pratiquer la même inoculation à un âne, ainsi que M. Bouley en avait exprimé le désir, pour rassembler tous les éléments de solution et avoir moins de chances de s'égarer sur la situation présente.

Toutefois, il faut bien le dire encore, dans le cas où les inoculations faites n'auraient produit aucun résultat, cela ne pouvait pas avoir grande influence sur la manière de voir de la généralité des praticiens.

Pour ne pas se tromper en déclarant non morveux un cheval sur lequel on constate pendant la vie les caractères graves par lesquels la morve s'accuse d'ordinaire, faudra-t-il donc à présent, durant l'expertise, faire des greffes ou des semis sur le malade, sur un sujet de sa famille ou sur un animal d'une autre espèce? Et, en cas d'insuccès de l'inoculation, faudra-t-il faire abattre le cheval tout de même pour être mieux éclairé sur son état?

Nous croyons volontiers à la possibilité de reconnaître sur le cadavre, sans trop de difficulté, surtout avec le secours d'instruments, que ce qui ressemble 99 fois à la morve du vivant de l'animal, constitue parfaitement ce vice rédhibitoire; et il ne nous coûte pas beaucoup non plus d'admettre qu'on peut aussi bien sur 100 cas de cette même maladie, distinguer une fois par hasard ce qui n'en est pas précisément, après l'abatage du malade.

Mais cette nouvelle manière de régler sûrement les contestations par un procédé qui s'emploie quelquefois à la dernière extrémité pour mettre un terme à de longs débats, arrêter les frais de nourriture et d'expertise, déjà plus ou moins considérables, ne me semble pas devoir être entièrement du goût des parties intéressées. Ce n'est pas du tout un moyen pratique, et pour moi ce serait le dernier à proposer.

Maintenant, dans le cas où il serait parfaitement démontré par l'autopsie qu'un cheval, récemment acheté et considéré comme suspect, n'avait sur lui aucune vraie lésion de morve, est-ce que l'acquéreur ne se trouverait pas un peu en droit de vous dire : Vous convenez à présent que vous avez fait à tort abattre un cheval parfaitement utilisable, puisqu'il n'avait que les apparences de la maladie dont on le croyait affecté ; alors, pas plus que le vendeur, je ne dois en supporter la perte, c'est vous qui devriez être condamné à en faire le remboursement. Si vous ne vous sentiez pas capable de vous prononcer, sans recourir à ce moyen extrême, il fallait vous récuser, ne pas accepter une mission d'expert pour cas concernant des chevaux vivants, puisque vous ne pouvez en connaître que sur les animaux morts ou abattus.

Au cas présent, fort heureusement, il y avait d'autres vices qui eussent permis à l'expert d'exonérer l'acquéreur, sans avoir besoin de recourir à l'abatage ni au microscope : le cornage et la pousse. Mais la morve ébauchée ou d'une manifestation douteuse, imparfaitement caractérisée aux yeux des pathologistes, n'est pas toujours escortée de deux autres vices rédhibitoires aussi bien marqués.

La nouvelle jurisprudence, ou plutôt la nouvelle interprétation juridique, me semble devoir froisser beaucoup ici le sentiment commun ; et elle froissera encore davantage les idées généralement admises en matière de droit commercial. Je ne crois pas qu'aucun praticien, mis en demeure de choisir entre le mode de solution qu'on vous propose en ce moment et celui qui a prévalu jusqu'à ce jour, s'écarte jamais de la voie tracée et suivie par nos devanciers.

Je pourrais ajouter que cela va jeter le trouble dans les idées comme dans les transactions, et qu'une impulsion un peu trop forte en ce sens, donnée à des jeunes gens surtout, pourrait avoir les conséquences pratiques les plus fâcheuses.

C'est très-bien, sans doute, de faire de la science au microscope et au cabinet ; mais la plus utile et la plus fructueuse incontestablement est celle qui se rapporte directement au cas de la pratique ordinaire, celle qui ressort de l'ensemble des faits habituellement observés pour la bonne interprétation des règles que nous devons leur appliquer, au point de vue de la jurisprudence comme au point de vue de la médecine.

Par malheur, il y a une mauvaise tendance, déjà très-ancienne, qui n'est pas à la veille de cesser : la tendance à bâtir des règles générales en prenant des cas d'exception pour bases. Les idées de certaine École sont un peu dans ce sens, et celles qui sont professées sur les lésions des organes respiratoires, depuis plus de quarante ans, sur les blessures et sur leur traitement chirurgical, sont tout autres que celles qui nous viennent à la longue en sondant le champ d'observation que nous offre la clinique des chevaux de l'armée. Je ne suis pas fâché de le dire en passant, puisque l'occasion m'en est offerte. Si personne ne réagit contre la tendance signalée, cela tient, à n'en pas douter, à une déférence excessive qui a dégénéré en faiblesse. Les preuves de ce que j'avance sont entre les mains de tous les observateurs, jeunes ou vieux praticiens.

Le trouble que vous allez jeter dans les transactions n'est pas difficile à prévoir. L'acquéreur débouté de sa demande en rédhibition, fort embarrassé d'un animal inutilisable, au risque de se voir condamné à le reprendre, essaiera sans doute de s'en défaire. Si, par hasard, il réussissait à le vendre, le nouvel acquéreur ne tarderait pas non plus à se mettre en règle en reconnaissant la lésion. Je suppose l'impossible : que l'expert, entraîné dans la nouvelle voie ou influencé par la décision de ses prédécesseurs, se prononce encore contre la rédhibition ; comme le dernier acquéreur ne serait, pas plus que les autres, disposé à garder ou à sacrifier un cheval dont personne ne peut se servir, il y aurait infailliblement nouvelle tentative de vente, nouvelle fourrière, nouvelle expertise ; et ce commerce-là ne pourrait finir que par l'abatage du sujet, aux dépens du vendeur ou de l'acquéreur, à peu près au gré de l'expert, qui ferait alternativement la pluie ou le beau temps, avec une conclusion prise dans le doute ou pêchée en eau trouble.

En résumé, le cas morbide en question, pour l'ensemble des observateurs, réunit tous les caractères essentiels, réellement significatifs de la morve. Chacun peut reconnaître la maladie, au siége du mal, à son mode de manifestation et à son incurabilité. Ce sont les mêmes dangers ou les mêmes craintes de contagion aux autres chevaux ; pour le propriétaire, la même impossibilité d'usage.

En condamnant l'acquéreur à garder un pareil cheval, au nom de la science perfectionnée, ses intérêts seraient compromis, véritablement lésés; les idées généralement reçues en seraient aussi plus ou moins fortement troublées.

Dans l'hypothèse, bien difficile à admettre, où l'expert parviendrait à se prononcer avec sûreté dans un cas de ce genre, sans avoir besoin de prolonger la fourrière, ni de recourir à l'abatage du sujet, ce dernier ne tarderait pas à être revendu. L'effet le plus certain de cette manière de voir et de procéder serait de laisser dans la circulation ou dans le commerce un objet de spéculations successives, plus ou moins dangereuses pour les intérêts généraux, et trop souvent malhonnêtes par-dessus le marché.

Appelé comme expert à l'effet de visiter l'animal qui nous occupe, j'aurais trouvé suffisants les symptômes qui ont été relatés, reconnu la maladie inscrite sous le nom de *morve* au tableau des vices rédhibitoires, aussi bien pendant la vie qu'après la mort, et, contrairement à l'avis indirectement émis par M. Bouley, je n'aurais pas hésité un seul instant à conclure deux fois dans le sens de la rédhibition.

87799 PARIS. — Typographie de Vᵉˢ RENOU, MAULDE, et COCK, rue de Rivoli, 144.

M. Mitaut. — (1) Au moment où j'ai établi la première Note que vous avez bien voulu entendre, je n'avais pas encore pris connaissance des détails fournis par M. Trasbot sur le cas morbide du sujet dont la pituitaire et les poumons vous ont été présentés.

Il me reste quelques objections à faire concernant l'opinion émise sur les causes probables de la maladie en question, ainsi que sur la nature des altérations constatées pendant la vie et reconnues sur le cadavre.

1° L'idée d'une blessure produite par les fourrages secs ou par les doigts, quelle que soit la sécheresse des premiers ou la rudesse avec laquelle ait pu être faite l'exploration des cavités nasales, se trouve en complet désaccord avec les faits de la pratique journalière.

Les lésions de ce genre, assez fréquentes sur la pituitaire des chevaux de troupe, ayant pour causes les ongles de l'homme ou la malpropreté de son éponge, un peu trop fortement appuyée, ne donnent pas du tout lieu à un pareil désordre. On ne constate jamais ni bourgeons mollasses, saignants, fragiles, hors le cas de fistule se rendant au cartilage, ni surtout un grand épaississement de la membrane muqueuse. Ensuite, si cette supposition pouvait venir tout d'abord à l'esprit, elle était rendue complétement inadmissible par la profondeur de la partie affectée, par l'existence simultanée de la lésion aux deux cavités nasales et par l'extension du mal « à la branche inférieure du cornet inférieur du côté gauche. » Enfin, à l'autopsie, pour faire exclure tout à fait l'idée exprimée plus haut, il y avait les modifications persistantes du tissu de la nasale, les épanchements sanguins sous l'épithélium de la muqueuse ou dans son épaisseur, et puis toutes les autres lésions de l'appareil respiratoire.

D'un autre côté, la morve vient assez souvent à la suite d'une simple lésion de la membrane pituitaire, par cause directe, aussi bien que le farcin vient lui-même à n'importe quelle région du corps atteinte de blessure plus ou moins ancienne.

2° Vers la fin de la troisième semaine, lorsqu'on cessa de les érailler par des explorations réitérées, les plaies des cavités nasales étaient cicatrisées, tout en conservant leur forme et leur volume. A partir de ce moment, surtout après l'insuccès des inoculations pratiquées, « il ne pouvait plus rester la moindre suspicion de morve, » le sujet affecté fut donc extrait de son écurie et casé avec les autres malades.

Quelle indication positive pour le diagnostic peut-on retirer de la cicatrisation apparente ou réelle de la lésion de la pituitaire à sa partie inférieure, même après la disparition presque complète de la glande et du jetage, surtout avec la persistance des hémorrhagies nasales ! Aucune.

---

(1) Société centrale de médecine vétérinaire, séance du 13 juin 1878.

D'abord la guérison n'est pas complète, cela est éviden', puisqu'il reste une modification de tissu qui ne ressemble en rien à une cicatrice de blessure ordinaire. Ensuite, on découvre tous les jours sur la pituitaire de vieux morveux, à côté de cicatrices ridées, irrégulières, plus ou moins épaisses, quelques-unes encore molles au centre ou ramollies et recouvertes de croûtes, on découvre, dis-je, des chancres rouges, des ulcérations superficielles, des dépôts tuberculeux ou de véritables pustules. Avec cette forme de lésion de la nasale, le jetage est ordinairement peu abondant, intermittent, quelquefois aussi accompagné d'hémorrhagies ; et les ganglions de l'auge dans ce cas ne sont pas non plus très-volumineux. Il pouvait donc très-bien y avoir, au delà des cicatrices apparentes, quelques petites ulcérations, imprévues et non rencontrées à l'autopsie, cachées aux replis des cornets ou dans quelques volutes ethmoïdales, par lesquelles se faisait l'hémorrhagie après l'exercice.

3° La glande de l'auge, disparue au bout de trois semaines, — incomplétement fondue au bout de deux mois et demi, — est considérée à l'autopsie « comme désordre de nature simplement inflammatoire ».

L'insistance de M. Trasbot sur l'amoindrissement de ce symptôme de morve ne se comprend guère. D'abord, la morve peut très-bien exister sans lui. L'induration des ganglions de la poitrine avec hypertrophie et tubercules, a une signification bien autrement grande, alors même que le sysjème lymphatique général ne se montrerait pas partout affecté au même degré. Et puis, n'y avait-il pas toujours le petit jetage séro-sanguinolent intermittent, si léger fût-il, pour faire rectifier le jugement de l'observateur ?

4° La lésion chronique de toute la muqueuse des voies respiratoires se trouve nettement démontrée à l'autopsie.

Les petits épanchements sanguins dans sa trame ou sans son épithélium persistant ou se renouvelant pendant plusieurs mois, la production néoplasique sur la pituitaire ; enfin, les petites nodosités, fermes et denses, développées dans l'épaisseur de la membrane de la trachée, du volume de la graine de chou ou plus grosses, ont bien aussi une certaine signification diagnostique.

5° Les petites tumeurs sphériques, d'un blanc grisâtre, parfois très-rapprochées et confluentes, ayant encore le volume de la graine de chou, dont les poumons sont farcis, ne sont-elles pas la vraie lésion de morve ? En passant la main sur les deux lobes pulmonaires, à l'impression que ces nodosités par leur agglomération produisent sous les doigts de tous ceux qui les ont touchés, et en présence de l'altération des ganglions bronchiques, un praticien n'aurait certainement pas pensé à autre chose que la morve.

C'est surtout lorsque l'affection sévit d'une manière enzootique qu'il est permis de voir toutes les variétés de lésions par lesquelles la morve s'accuse. Sur 10 chevaux abattus, il n'en est pas 2 qui présentent les mêmes désordres réunis ou accentués au même degré. En général, quand les lésions sont peu prononcées du côté de la tête, c'est au larynx, à la trachée et aux poumons qu'il faut s'attendre à les rencontrer. Cependant, quelquefois aussi elles se montrent partout, et elles ne sont fortement accusées nulle part.

Pour en revenir au cas dont il s'agit, vous avez trouvé sur la pituitaire une néoplasie épithéliale cicatrisée, des épanchements sanguins mnltiples, en taches plus ou moins foncées, de largeur variable, persistant depuis trois mois au moins, qui se voient sur toute l'étendue de la muqueuse respiratoire, et vous déclarez saine ou intacte une membrane épaissie, altérée, qui contient des tubercules dans sa trame. Puisque les mêmes tubercules, sous une désignation empruntée à la pathologie de l'homme, remplissent également les poumons et les ganglions bronchiques ; rien ne vous empêchait de reconnaître encore les scrofules, aussi bien que la tuberculisation miliaire.

Mais en procédant de la sorte, pour tous les cas de morve comme pour ceux de beaucoup d'autres affections, vous ne seriez pas embarrassé de trouver dix maladies dans la même ; le coryza avec ulcérations nasales, l'adénite, la collection purulente dans les sinus, dans les poches gutturales, l'angine chronique ulcéreuse, l'inflammation chronique ulcéreuse de la muqueuse de la trachée et des bronches, l'adénopathie bronchique, la pneumonie chronique, la phthisie tuberculeuse, calcaire, miliaire, etc.

Par raison pratique, tous ces divers désordres incurables se trouvent compris sous la même appellation consacrée par l'usage. Vous êtes parfaitement en droit de les séparer pour en faire l'étude plus à votre aise ; mais cela n'empêchera pas le cheval morveux de les présenter toutes, à des degrés très-différents, avec de nombreuses variétés, tantôt isolées et tantôt réunies.

Il m'a paru utile de reproduire ici une partie des détails consignés dans un rapport d'autopsie sur un cas de morve complet ayant des airs de ressemblance avec celui qui a été relaté par M. Trasbot, rapport établi en 1843, à Strasbourg, au moment où il y avait à l'infirmerie du corps une trentaine de chevaux glandés, jeteurs ou farcineux.

Le jetage verdâtre, rare pendant la vie, se montrait surtout au moment de l'arrivée au clos d'équarrissage. Mais la matière se trouvait en quantité beaucoup plus considérable dans les sinus frontaux et dans les poches gutturales. Le pus des sinus, verdâtre, se composait de flocons en suspension dans de la matière plus liquide ; celui des poches gutturales se tenait en masse et avait une couleur plus foncée. La pituitaire, les membranes des sinus et des poches ont offert des altérations très-remarquables. La première, notablement épaissie dans la moitié de son étendue du côté droit, était presque quadruplée d'épaisseur à certains endroits. Elle avait une couleur jaunâtre, opaque, et laissait voir à sa surface des saillies irrégulières comme rayonnées, lisses, considérées par les uns comme des cicatrices, et par les autres comme des productions pathologiques. A côté se voyaient quelques cavités ulcéreuses, à bords irréguliers, à fond inégal, et des petites ulcérations moins étendues. Plus loin, on remarquait de nombreuses taches noirâtres, rougeâtres, plus ou moins restreintes, sur le point de s'ulcérer, et des taches plus rouges encore résistantes.

La membrane des sinus, considérablement épaissie, avait à sa surface de nombreuses inégalités réunies en masse ou formant des petits pinceaux. La membrane des poches gutturales, épaissie, présentait des aspérités analogues à une éruption de petites pustules, dures, lisses, assez régulières et bien détachées. Au commencement du canal trachéal se trouvaient quelques plaques jaunes, épaissies et rayonnées. Il y avait au poumon de la pneumonie lobulaire chronique formant un tissu jaunâtre, à cet état d'induration qui se rapproche du tissu fibreux des tumeurs de la pointe de l'épaule, ramolli dans quelques points. Il y avait aussi de nombreux tubercules dans l'organe, dans les ganglions bronchiques et dans les ganglions de l'auge. Le sujet était resté près de six mois à l'infirmerie.

Pour compléter les renseignements pratiques sur les tubercules, j'ai cru devoir parcourir les rapports d'autopsie des chevaux abattus pour morve en 1877, dans un régiment de cavalerie de réserve des plus éprouvés par cette maladie.

Les produits morbides dont il s'agit se trouvaient précisément dans le poumon, la rate, l'organe hépatique et les ganglions, parfois presque seuls, sans autres désordres que quelques ulcérations plus ou moins disséminées sur divers points de la muqueuse respiratoire. Plusieurs des animaux abattus avaient séjourné à l'infirmerie pendant six, huit, dix mois, un an et plus, pour toux chronique, petit jetage intermittent, à peu près sans glande, ou pour mauvais état, et presque tous s'étaient trouvés au voisinage de chevaux atteints de morve dans les escadrons.

Voilà pour les chevaux.

Voyons maintenant, pour la manière d'apprécier les lésions morbides, jusqu'où peuvent conduire les idées préconçues ou l'esprit de système des hommes qui ne veulent pas se rendre à l'évidence, ni abandonner les erreurs avec lesquelles ils ont longtemps vécu.

Dans le *Dictionnaire encyclopédique*, au dixième volume, paru vers la fin de 1876, sous le titre MORVE, page 67, à l'endroit des expériences faites à la ferme de Lamirault, pour démontrer la contagion de la morve chronique par cohabitation, et racontées par M. Bouley, on lit:

« Quand un cas venait à se produire où l'influence de la contagion paraissait pouvoir être invoquée, on s'ingéniait à faire intervenir d'autres causes ou à voir dans les *apparences* quelque chose de différent de ce qu'elles impliquaient, en insistant surtout sur la santé conservée du plus grand nombre des sujets d'expérience soumis aux influences de cohabitation et de travail en commun.

« Ainsi, par exemple, le procès-verbal du 27 juillet 1837 signale la mort d'un cheval mis en expérience le 26 décembre 1836, à l'autopsie duquel on constata l'existence de tubercules innombrables qui farcissaient les poumons. Pour la Commission, ce cheval était mort de phthisie pulmonaire complétement indépendante de l'infection morveuse.

« En décembre 1837, un cheval, inoculé de la morve aiguë, meurt treize jours après, et le procès-verbal du 20 janvier 1838 constate que ce cheval est mort, non de la maladie inoculée, mais du gonflement survenu au pourtour des cavités nasales à la suite de l'inoculation.

« Sur d'autres chevaux inoculés, des phénomènes surviennent aux points d'insertion du liquide morbide ; ce sont des boutons de farcin, dit le procès-verbal du 20 janvier, et il ajoute qu'aucun symptôme de morve ne s'est manifesté. »

Comme vous le voyez, Messieurs, c'est toujours la même manière de procéder, le même langage.

M. Renault, en 1836, avait dit : « Phthisie pulmonaire *complétement* indépendante de l'infection morveuse, » bien que la phthisie fût alors complétement inconnue en médecine vétérinaire.

M. Bouley nous dit à présent : « Exemple de phthisie du cheval, comme j'ai eu quelquefois l'occasion d'en observer à la clinique de l'École, analogue à la phthisie de l'homme et *essentiellement* différente de la morve. »

L'auteur de l'article du Dictionnaire qui a paru, il y a *deux* ans, après avoir raillé son ancien maître sur le procédé employé par les membres de la Commission de Lamirault pour n'être pas obligés de se rendre à l'évidence de la contagion, a recours aujourd'hui au même moyen pour sortir d'embarras, en présence d'un cheval dont la morve est accusée depuis les naseaux jusqu'aux poumons.

99997   Imp. Vᵉˢ Renou, Maulde & Cock R. Rivoli, 144, à Paris.